I0070536

(Conserv. la sour)

DES

DIVERS MODES D'ASSISTANCE

DES

ALIÉNÉS

Mémoire lu à la *Société Médico-psychologique*

Le 30 Janvier 1865

PAR

M. le Dr Gustave LABITTE

Médecin en chef de l'Asile d'aliénés de Clermont (Oise)
Membre de la *Société Médico-psychologique*, etc.

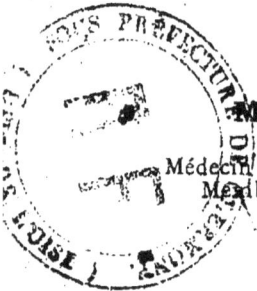

CLERMONT (OISE)

IMPRIMERIE DAIX FRÈRES

3, PLACE SAINT-ANDRÉ, 3

—

1886

Te 66
342

Te 66
342

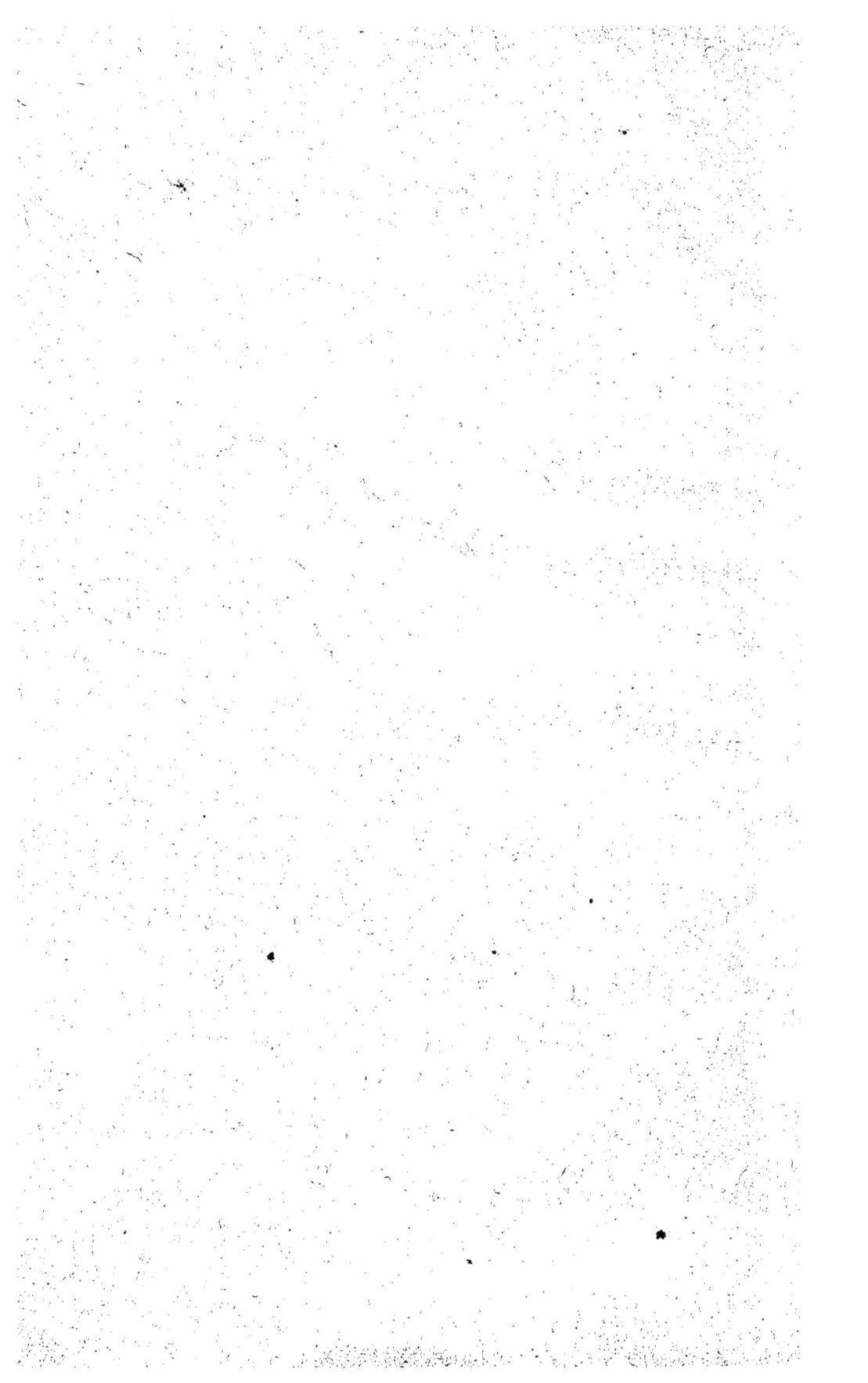

DES DIVERS MODES D'ASSISTANCE

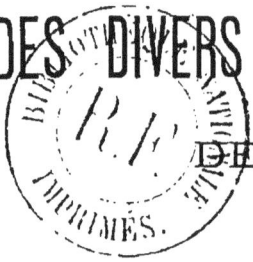

DES ALIÉNÉS

BIBLIOTHÈQUE R. F. NATIONALE IMPRIMÉS.

Discussion sur les divers modes d'assistance des aliénés.

M. *Labitte* (de Clermont). — Avant de rechercher dans
les divers modes de l'assistance publique appliqués ac-
tuellement aux aliénés le meilleur moyen de remédier à
l'augmentation progressive de ces malades dans les asiles et à l'encombrement qui en résulte, permettez moi de
vous exposer les principales causes de cette augmentation et de cet encombrement.

Ces causes ont deux origines bien distinctes.

L'une rentre dans les attributions de l'autorité administrative départementale ; l'autre dépend de la nature
de la maladie qui est traitée dans les asiles.

1o L'accroissement du nombre des aliénés dans les
asiles me paraît venir de la trop large interprétation don-
née à la loi de 1838 sur le placement de ces malades.

En effet, s'appuyant sur cette loi et sur les instructions
ministérielles qui indiquent la part contributive de la
commune dans le prix de journée des aliénés, selon
qu'ils sont dangereux ou non, la plupart des maires, pour
se débarrasser d'un faible d'esprit à charge à la commune, n'hésitent pas à faire passer comme dangereux beau-
coup de ces individus souvent inoffensifs ; et en deman-
dant à l'administration préfectorale l'envoi de ces mal-
heureux dans les asiles, ils n'imposent à leur commune
qu'un prix de journée très minime, comparativement à

celui qu'elle payerait s'ils étaient envoyés dans un hospice.

Le nombre de ces aliénés chroniques, inoffensifs, souvent impotents et quelquefois d'une santé déplorable, avait fini, il y a plusieurs années, par s'accroître avec une telle rapidité à Clermont, que le caractère de l'asile se serait trouvé bientôt complètement dénaturé et changé en un lieu de refuge plutôt que de traitement.

« De là, selon M. Girard de Cailleux (*Annales médico-physiologiques*, t. VI, 2º série), une atteinte funeste aux principes constitutifs de la société, de l'esprit de famille et de commune ; de là, la conséquence d'introduire des éléments de destruction dans les lieux mêmes où doivent exister les moyens de guérison et d'amélioration. De là, un chiffre de mortalité et de guérison tout à fait anormal. »

J'ai cru devoir appeler l'attention de l'administration départemental sur cet abus ; et des inspections du service des aliénés ont été créées dans le département de Seine-et-Oise, puis dans ceux de Seine-et-Marne et de la Somme.

Un pareil service fonctionnait déjà dans le département de l'Yonne, sur l'initiative de M. Haussmann, l'éminent préfet actuel de la Seine, qui se trouvait alors à la tête de ce département.

Le but de ces inspections était de reconnaître si l'aliéné était réellement dangereux, ou s'il était susceptible de traitement, et d'éclairer l'administration sur les ressources de famille, afin de la faire participer dans une certaine limite aux charges du placement du malade. Cette création a eu pour résultat presque immédiat de restreindre le nombre des admissions, et de maintenir par la suite la population des aliénés indigents de ces trois départements dans la véritable proportion de leurs besoins. Elle n'a pas seulement été utile à ce point de vue : les inspecteurs, par leurs rapports directs avec les familles, ont pu fournir des renseignements plus complets sur les phases du début de la maladie, et ils m'ont souvent éclairé sur la possibilité de renvoyer dans leurs familles des malades améliorés ou convalescents.

Cette institution a permis aussi de dégrever d'une manière très sensible les budgets départementaux consacrés au service des aliénés ; et, pour ne citer qu'un fait, la contribution imposée aux familles des aliénés du département de la Somme, qui ne s'élevait qu'à 2.000 francs en 1863, époque de la nomination de l'inpecteur, est arrivée au chiffre de 14,000 francs pendant l'année 1864.

Ces inspections, en rendant ainsi les admissions plus difficiles et plus conformes au sens de la loi, peuvent donc être déjà un premier remède à l'accroissement de la population des aliénés dans les asiles ; néanmoins elles seront toujours insuffisantes pour en empêcher l'encombrement.

2° C'est là, en effet, une des conséquences fatales de la nature de la maladie traitée dans ces établissements. Chaque année le chiffre des sorties et des décès ne vient jamais balancer celui des entrées, en sorte que, si les constructions ne viennent pas répondre au mouvement ascensionnel, l'encombrement est inévitable.

Cette augmentation progressive a été, du reste, constatée depuis longtemps par les aliénistes qui se sont occupés de cette question, et c'est aujourd'hui un fait si bien acquis, que dans une de vos dernières séances vous avez entendu M. Parchappe en faire une loi qui devra désormais être prise en sérieuse considération dans l'organisation des asiles.

Comment obvier à un tel état de choses ?

Les conclusions du rapport de M. J. Falret ont été formulées dans le but d'y porter remède. Examinons-les et cherchons celles qui semblent d'une exécution plus pratique.

1° « *Séjour de certains aliénés dans leurs propres familles avant leur entrée dans les asiles, ou bien après y avoir résidé plus ou moins longtemps, lorsque le médecin de l'asile juge possible de les renvoyer chez eux comme inoffensifs ou incurables, moyennant une rétribution annuelle.* »

Sans nul doute, il y a aujourd'hui autant d'aliénés dans leurs familles que dans les asiles ; mais le mode d'assistance par la rétribution pécuniaire n'a pas encore été appliqué. Il pourra l'être avec d'autant plus de facilité qu'il devra rentrer dans les attributions des inspecteurs du service départemental des aliénés.

On comprend, en effet, qu'un aliéné ne peut rester dans sa famille qu'à la condition d'être inoffensif, et que la famille présente toutes les garanties de moralité, de soins et de surveillance nécessaires au malade. Qui sera juge de ces garanties ? L'inspecteur, qui va éclairer l'administration sur tous ces points, et, selon les ressources de la famille, fixer aussi la part de rétribution qui peut être accordée. De plus, le séjour de l'aliéné chez lui ne devra être consenti que sur la demande de sa famille ; et à ce titre seulement sera assurée au malade la sollicitude affectueuse que recherche pour lui l'administration.

Quant aux aliénés à renvoyer de l'asile dans leurs familles, ils doivent l'être en vertu d'un avis de médecin de l'asile, et toujours sur la sollicitation de la famille. Dans ce cas, à l'inspecteur du service départemental revient encore la surveillance de ces malades, et le soin de fixer comme plus haut la rétribution annuelle.

Ce mode d'assistance peut avoir dans le temps présent

des résultats avantageux ; mais en recherchant quelle sera son efficacité dans l'avenir, je doute fort qu'il apporte remède à l'encombrement des asiles. Ne s'appliquant, en effet, qu'à des aliénés placés à la suite d'actes dangereux, et sur l'avis de l'inspecteur départemental, si ces malades ne sont pas guéris, je me demande quel médecin d'asile prendra sur lui la responsabilité de leur sortie. S'ils sont devenus inoffensifs ou impotents par suite des progrès de leur affection mentale ou d'infirmités, quelle famille indigente, même avec le secours de la rétribution annuelle (celle-ci fût-elle aussi élevée que le prix de journée de l'asile), quelle famille pourra donner à son malade des soins aussi suivis et aussi entendus que ceux qu'il recevait lorsqu'il était séquestré ? Ne voyons-nous pas chaque jour les familles de la classe aisée venir placer dans les pensionnats d'aliénés leurs parents arrivés au dernier degré de maladie, après leur avoir donné des soins pendant longtemps ? La continuation de ces soins était devenue alors une charge impossible. Ce sera donc un devoir d'humanité de conserver à l'asile l'aliéné impotent, malgré la demande de la famille, quand celle-ci ne présentera pas toutes les garanties nécessaires aux besoins du malade.

2º « *Placement de quelques aliénés choisis par le médecin dans le voisinage des grands asiles, chez des paysans, des infirmiers ou des habitants des villages voisins, sous le contrôle du médecin-directeur. C'est là à peu près ce que les Anglais appellent le* cottage system, *que l'on peut subdiviser en deux parties, selon que ces habitations isolées sont situées dans l'enceinte même de l'asile ou au dehors.*»

Nos paysans ne peuvent être comparés à ceux de la Campine. Leurs caractères, leurs mœurs et leurs habitu-

des en différent totalement ; leurs occupations agricoles
les appellent toute la journée au dehors de la maison, où
ils ne rentrent que pour l'heure du repos. Il faut donc
que l'aliéné les accompagne continuellement, et s'il ne
peut le faire, qui le surveillera ? Seront-ce la femme ou
les enfants qui, eux aussi, suivent le chef de famille
dans ses travaux ? On ne peut ici compter sur les senti-
ments d'affection pour trouver une garantie suffisante
au bien-être et aux soins de l'aliéné. Il faut s'adresser à
l'intérêt. N'est-ce pas le grand mobile de l'homme, et
surtout de la classe d'hommes que l'on choisit dans cette
circonstance ? Voyons donc si cette somme d'intérêt sera
suffisante pour compenser les charges qu'entraîne le
séjour de l'aliéné ainsi placé.

Le vieillard, l'impotent, exigeront les mêmes soins d'hy-
giène et de surveillance que nous avons indiqués pour
ceux placés dans leurs familles. Ils seront, en outre, in-
capables, de rendre le moindre service utile. De là des
charges considérables et qui, en raison des exigences de
la vie actuelle, devront entraîner une rétribution certai-
nement plus forte que celle de l'asile. Aussi, je crois
qu'aucun paysan ne voudra se charger de semblables
malades. Mais, s'en chargerait-il, personne n'admettra que
l'aliéné puisse se trouver alors dans des conditions aussi
favorables que celles d'un asile, dont le personnel reste sans
cesse sous la direction et la surveillance du médecin.

S'agit-il des aliénés valides et laborieux : n'est-ce pas
le défaut de surveillance qui va devenir l'écueil de ce
système ? En effet, dans les colonies de Fitz-James et de
Villers, nos meilleurs ouvriers sont d'anciens ivrognes,
toujours disposés à revenir à leurs premières habitudes,
des imbéciles à mauvais penchants, des délires chroniques ou conceptions délirantes. Quel est le médecin qui
prendra la responsabilité de faire sortir de l'asile de tels

malades ? Mais ces aliénés (et c'est là une des conditions de leur sortie) devront rester sous la surveillance des médecins de l'asile. Cette surveillance peut-elle être sé-, rieuse ? Ce serait pour un médecin une tâche impossible à remplir, et qui l'entraînerait à négliger ou l'asile ou le service de l'inspection. Et si l'aliéné est pris d'un accès de violence, quel secours pourra réclamer le nourricier dans son isolement ? Pourra-t-il compter sur son voisin ? On peut en douter, d'après ce que nous voyons tous les jours. Quels dangers alors devront survenir pendant qu'on ira chercher secours à l'asile !

Je ne crois donc pas que le secours des aliénés chez les paysans soit possible, et il ne le sera pas plus chez l'infirmier sortant de l'asile. L'infirmier peut présenter ici plus de garanties que le paysan, sous le rapport de l'intelligence et de la moralité ; mais abandonné à lui-même, l'idée de lucre reprendra fatalement son empire, et les difficultés de la surveillance n'en persisteront pas moins.

Peut on, demandent encore les conclusions du rapport, placer les aliénés dans des cottages, comme cela se pratique en Angleterre et en Allemagne ?

M. Girard de Cailleux, dans son rapport sur l'organisation du service des aliénés de la Seine, a manifesté le désir de voir la création de pareils cottages ; et, cela, dans le but de placer les aliénés dans des conditions d'existence en rapport avec leur position sociale, et pour éviter le contact souvent pénible de l'homme bien élevé avec l'homme dépourvu de toute éducation. C'est là une vue de l'esprit sur l'application de laquelle on peut être en complet désaccord. Du reste, les frais de construction que la création de ces cottages entraînerait, les complications dans le service de surveillance et dans l'administration, conséquence inévitable de cette foule de petits asiles dirigés par des volontés différentes, tous ces motifs me font penser que ce système est impossible pour des aliénés indigents et applicable tout au plus aux aliénés de la classe riche. Mais il ne doit pas encore donner des résul tats tellement satisfaisants qu'il l'emporte sur les conditions de confortable et de vie de famille de nos pensionnats d'aliénés.

3° « *Création de villages d'aliénés semblables au villa ge de Gheel pour les malades incurables et inoffensifs, ou même pour tous les aliénés sans exception d'après certains auteurs.* »

Je ne crois pas utile de reproduire les considérations qui ont été présentées par nos éminents confrères, MM. Falret, Brierre de Boismont, Morel et Billod, lorsqu'il y a deux ans la discussion sur Gheel fut ouverte au sein de la Société médico-psychologique. J'ai vu Gheel, et, comme tous mes confrères qui l'ont visité, j'ai été frappé de ses avantages comme de ses imperfections ; et, si je voulais résumer ma pensée, je dirais : Gheel est une exception qui ne saurait être imitée dans aucun autre pays.

Tous les inconvénients que j'ai signalés à propos du placement des aliénés chez les paysans, on les rencontre ici dans des proportions bien autrement saisissantes.

Cette opinion ne se trouve-t-elle pas, du reste, confirmée par les conclusions du rapport de la commission belge chargée d'étudier le meilleur système à suivre pour la création d'un asile d'aliénés à Liège ? En adoptant le système mixte de l'asile-ferme et des colonies agricoles annexes, la commission belge nous a donné l'étonnant spectacle de l'abandon d'un système pour ainsi dire national, pour accorder la préférence à une idée toute française.

4° « *Création des fermes agricoles enclavées dans les grands asiles ou simplement annexées, dont les constructions, l'organisation et les règlements donneraient*

*aux aliénés plus de liberté relative, plus de bien-être et
un genre de vie plus rapproché de celui de l'homme en
société.*»

Ce quatrième paragraphe comprend l'examen de tous
les différents systèmes qui ont été proposés pour placer
les aliénés dans des conditions autres que celles de l'asile-
ferme.

Discutons chacun de ces systèmes.

M. Belloc (1), mettant de côté toute idée de classifica-
tion qui entraîne les divisions si nécessaires d'un asile,
place tous les aliénés dans une vaste ferme, où le travail
agricole, institué dans son plus grand développement,
viendrait exonérer presque complètement le budget départemental, tout en assurant aux aliénés des conditions
de liberté inconnues jusqu'ici.

Est-il besoin de s'appesantir sur les immenses inconvénients de l'abandon complet des règles qui président
à l'organisation des asiles, règles prescrites par la loi et
confirmées par l'expérience, pour démontrer combien
est impraticable cette idée née du désir de marcher dans
la voie du progrès ?

Si nous pouvions admettre la proportion de 75 pour
100 de malades travailleurs affirmée par M. Belloc, nous
ne voyons pas bien comment, dans une ferme habitée par
des aliénés de deux sexes, comme l'entend notre confrè-
re, tous ces malades seraient employés « selon leurs aptitudes acquises et leurs habitudes antérieures » ; et les 25
pour 100 inoccupés deviendraient une charge singulièrement embarrassante et nécessiteraient des conditions
d'habitation et de placement impossibles dans un établissement de ce genre. Quant aux promesses d'exonéra-

(1) *Les asiles d'aliénés transformés en centre d'exploitation
rurale.* Paris, 1861.

tion du budget, nous avons tout lieu de croire qu'elles peuvent conduire à de grandes déceptions.

Une autre question se présente : c'est celle de la ferme enclavée dans l'asile. Cette idée n'est autre chose que le travail agricole tel qu'il est organisé dans un grand nombre d'établissements. Tout en admettant les avantages que les petits asiles peuvent trouver dans son application, nous démontrerons tout à l'heure, en parlant de la colonie, combien il est insuffisant pour apporter à l'encombrement le remède que nous devons rechercher.

Nous arrivons à l'examen du système de la colonie agricole annexée à l'asile, système dont nous allons faire ressortir les avantages au point de vue du bien-être des malades, au point de vue de l'encombrement des asiles et au point de vue financier.

L'aliéné curable, arrivé à une certaine phase de sa maladie par suite du traitement, l'aliéné incurable que la discipline et l'ordre ont rendu laborieux et docile, ont besoin de sortir de cette existence claustrale et monotone de l'asile. Tous deux ont besoin de s'éloigner de la vue de ceux qui souffrent ; tous deux aspirent à une plus grande liberté. Il n'y a personne qui n'admette aujourd'hui ces idées ; et de là sont nés les différents systèmes que nous venons de discuter. L'annexion de la colonie agricole à l'asile nous paraît devoir offrir à ce sujet les éléments les plus favorables pour la solution de ce problème. Recherchons quels sont les principes qui doivent présider à son organisation.

La colonie doit être placée à une distance assez rapprochée de l'asile pour que les communications entre les deux établissements soient rendues plus faciles. Dans l'ensemble et la disposition de ses constructions, on doit éviter tout ce qui peut donner l'idée de séquestration, de manière à ne présenter aux yeux de l'aliéné que des objets et des lieux qui le ramènent à ses habitudes antérieures et lui rappellent son existence passée.

Par son organisation, la colonie doit offrir non seulement tous les genres d'occupation applicables aux divers aptitudes des malades ; mais elle doit aussi leur offrir toutes les conditions d'une vie attrayante, et en même temps l'occasion d'augmenter dans une certaine mesure la somme de leurs connaissances agricoles. Son séjour peut s'appliquer aussi bien aux aliénés chroniques qu'aux malades convalescents. Là, en effet, peuvent être réunies les meilleures conditions de traitement, en même temps que peuvent être appliquées de faciles mesures de surveillance.

Mais pour conserver à la colonie, avec une si grande somme de liberté accordée aux aliénés, son cachet d'ordre et de discipline, pour en faire un établissement utile, il est nécessaire de n'y envoyer que des malades tranquilles et valides. Aussi chaque aliéné pris d'un accès qui peut apporter le trouble, ou atteint d'une maladie accidentelle, doit-il être renvoyé immédiatement à l'asile fermé ; et c'est dans cet échange continuel qui s'opère entre l'asile et la colonie, échange susceptible d'apporter les diversions les plus salutaires, que résident selon nous les plus grands bienfaits du système. De là, la nécessité de rendre les services, médical et administratif, de la colonie complètement dépendants de ceux de l'asile, afin d'y conserver l'unité d'idée, de volonté et d'action inséparable d'une telle organisation.

Recherchons maintenant les avantages que peut nous offrir le système de la colonisation pour remédier à l'encombrement des asiles.

L'asile ouvre ses portes à deux catégories d'aliénés : les uns, en petit nombre, susceptibles de guérison ; les autres voués à l'incurabilité. Le mouvement des décès des sorties par guérison ou autres causes ne balançant pas celui des entrées, chaque année vient augmenter d'une manière fatale la population incurable, et de cette accumulation progressive naît l'encombrement. Or, parmi ces incurables, il en est un certain nombre tous les ans qui, après avoir vécu sous l'empire de la règle, de la discipline, sont devenus calmes, inoffensifs, laborieux, et pour lesquels disparaît la nécessité du séjour dans l'asile fermé. Ce sont ces aliénés surtout qui vont aller peupler la colonie, y porter leur aptitude au travail, et en même temps y trouver pour eux-mêmes les satisfaction d'une vie plus libre et mieux remplie. Les convalescents, auxquels le médecin jugera à propos d'appliquer le remède de la vie au grand air viendront compléter la population de la colonie. Toutes les sections de l'asile fermé ont donc, dans la colonie, un déversoir où leur trop-plein viendra chercher un milieu salutaire. Ici, plus d'encombrement à redouter : nous ne rencontrons plus comme obstacle les divisions de l'asile. Les bâtiments destinés au logement des malades peuvent être facilement augmentés, ainsi que l'étendue des terres destinées à l'exploitation. Cette première colonie devient-elle insuffisante par suite de conditions spéciales; une seconde peut être instituée à quelque distance, offrant aux aliénés des conditions d'existence identiques. Ainsi ont été successivement annexées à l'asile de Clermont les colonies de Fitz-James et de Villers.

Permettez-moi, Messieurs, de vous exposer ici en peu de mots quelles sont les conditions d'organisation que nous avons cru devoir donner à ces colonies pour y rendre le séjour des aliénés plus attrayant et varier autant que possible les différents moyens d'occupation.

Ces deux colonies diffèrent complètement par la nature de leurs productions et, par conséquent, par le genre de travaux. A la colonie de Fitz-James, destinée à pourvoir aux besoins journaliers de l'asile, se trouvent tout le matériel et les animaux nécessaires à de pareils besoins ; maréchalerie, charronnage, chevaux et voitures de transport, machines à battre le blé, moulins à farine, abattoir, instruments à préparer la nourriture des bestiaux, animaux à l'engrais, volailles, vaches laitières, etc., etc. La direction de ces instruments, la culture des terres qui comprend une superficie de 200 hectares, dont le tiers produit des plantes potagères, la garde et le soin des bestiaux exigent une main-d'œuvre de détails considérable, et un nombreux personnel dont les aptitudes soient propres à ces divers travaux. Aussi la population y est-elle plus nombreuse qu'à la colonie de Villers. 150 aliénés y habitent, et, comme une grande partie du travail se fait dans le corps de ferme, dans les pâturages et les jardins qui forment un enclos de 30 hectares, certains aliénés sujets à surveillance y sont placés.

A l'extrémité de cet enclos, et complètement séparées de la colonie, sont deux autres propriétés destinées, l'une à des pensionnaires, et l'autre au service du blanchissage du linge de l'asile. Ce dernier établissement, que l'on peut regarder comme une véritable colonie (car il est constitué sur les mêmes données administratives et médicales que celles des hommes), est habité par 160 femmes, que nous avons pu distraire de l'asile, et qui peuvent ici se livrer à des occupations en rapport avec leurs habitudes peu sédentaires.

A la colonie de Villers se trouve la grande ferme aux champs ; 300 hectares sont en exploitation. Les travaux y sont en grande partie faits par des instruments à l'aide de bœufs. Là, moins de détails de service intérieur. Aussi tous les aliénés sont-ils presque toujours aux champs. Cette colonie, créée il y a à peine deux ans, est habitée par 120 malades, choisis surtout parmi ceux dont l'origine et les habitudes antérieures sont le plus en rapport avec ce genre de travail agricole. Elle doit arriver à une plus grande extension au fur et à mesure que la population permettra d'y envoyer d'autres aliénés.

Ce système de colonisation agricole ne peut s'appliquer qu'à des asiles importants et dont la population ne peut être moindre que 400 ou 500 aliénés hommes. Il est facile de trouver dans une telle population les éléments nécessaires à une exploitation de cette importance. C'est alors dans ces conditions que se voient tous les avantages d'un pareil système, pour remédier à l'encombrement de l'asile ; et je partage l'avis de M. Billod, lorsqu'il dit « qu'en- » tre le système, dans des dépendances distinctes de l'a- » sile et celui appliqué dans l'enceinte même, le choix » ne saurait être douteux, et qu'il est une circonstance » qui doit vaincre toute hésitation dans le choix des » moyens, c'est que l'extension du territoire est à peu » près impossible dans le cas d'enclavement, à moins des » sacrifices les plus onéreux, tandis qu'avec l'hypothèse » d'une colonie annexe, l'administration jouit de toute » la liberté de choisir. »

Considérons enfin les avantages de ce système au point de vue financier.

Le caractère de la population éloigne, comme nous l'avons déjà dit, la nécessité des divisions nombreuses, les conditions d'existence se rapprochant de celles de la vie ordinaire. De là des constructions bien moins onéreuses et un personnel de surveillance moins nombreux. Les produits du travail des malades, dont on a, dans ces derniers temps, singulièrement exagéré la valeur, n'en sont pas moins aussi des éléments précieux d'économie ; mais, malgré les bénéfices incontestables qu'ils présentent, nous ne croyons pas qu'il soit jamais possible d'ob-

tenir cet idéal de « l'asile se suffisant complètement à
» lui-même».

Et, à ce sujet laissez-moi vous exposer le résumé des
comptes de la colonie de Fitz-James, présentés pour le
concours régional de 1859 à la commission chargée d'ins-
pecter les fermes du département de l'Oise, pour décerner
la prime d'honneur. Je prends les comptes de cette année, parce qu'ayant été l'objet de l'examen d'hommes
compétents, ils ne peuvent être révoqués en doute.

A cette époque, la colonie de Fitz-James contenait 186
hectares, et était exploitée par 150 colons. Les bénéfices
de la ferme ont été de 32, 154 francs. C'est un rapport de
178 francs par hectare, produit normal d'une bonne exploitation agricole, dont le tiers est cultivé en plantes
potagères.

Ces chiffres que nous venons de citer, tout en ayant
leur valeur au point de vue d'économie administrative,
démontrent que la création des colonies doit être appli-
quée dans un but plutôt moralisateur et bienfaisant que
lucratif.

Telles sont, messieurs, les considérations que j'ai cru
devoir vous présenter, en réponse à l'appel fait par la Société médico-psychologique, sur les conclusions de M. J.
Falret. L'institution du service d'inspection, l'organisation
de la colonie annexe, sont les moyens qui me paraissent
pouvoir être opposés avec le plus de succès à l'augmentation de la population et à l'encombrement des asiles
d'aliénés qui préoccupent avec tant de raison l'administration supérieure.

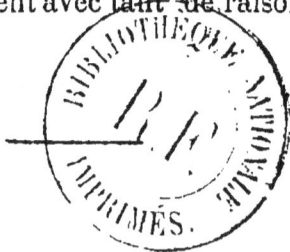

BIBLIOTHÈQUE IMPRIMÉS

68

www.ingramcontent.com/pod-product-compliance
Lightning Source LLC
Chambersburg PA
CBHW050429210326
41520CB00019B/5858